I0117134

MÉTODOS DE SANACIÓN

con Ayuda de la Consciencia

Según las enseñanzas de Grigori Grabovoi

"Salvación general y Desarrollo armónico"

Svetlana Smirnova

y

Sergey Jelezky

SVET-Centre, Hamburg

Jelezky Publishing UG
www.jelezky-publishing.com

First Spanish Edition, June 2015

©2015 Spanish Language Edition
SVET Centre, Hamburg
Svetlana Smirnova
www.svet-centre.com

First spanish Edition, June 2015
© 2015 spanish Language Edition

Traducción al español: Kathy Korff

SVET UG, Hamburg (Publisher)

Diseño de la cubierta: Sergey Jelezky
www.jelezky.com

© 2011-2015 Copyright Svetlana Smirnova

Todos los derechos reservados. Ninguna parte de esta publicación puede ser reproducida, almacenada o transmitida en manera alguna ni por ningún medio, ya sea eléctrico, químico, óptico,
de grabación o de fotocopia, sin permiso previo del editor.

ISBN: 978-3-945549-17-9

*Agradecemos a Grigori Grabovoi
la posibilidad de edición de este libro.*

*Asimismo les damos las gracias a nuestros otros
maestros Nadeshda y Vadim Koroljov, Igor Arepjev y
Arcadi Petrov por su extenso conocimiento,
incorporado a este libro.*

Svetlana and Sergey

Primavera, 2010

Como se trata de temas relevantes para la salud, queremos indicar expresamente que esta guía no representa un "tratamiento" en el sentido convencional, por lo que no limita ni sustituye las indicaciones de un médico.

Por lo tanto y en caso de duda, siga las instrucciones de su médico o farmacéutico de confianza.

© Svetlana Smirnova 2015

Índice

© Svetlana Smirnova 2015

0. Prólogo

Apreciado lector,

todos vivimos en una época extraordinaria; una época de cambio de los antiguos valores a la génesis de un nuevo conocimiento. Al mismo tiempo, observamos el vertiginoso avance en la investigación del ser humano y su entorno. Científicos modernos han presentado innumerables descubrimientos y muchas teorías revolucionarias... y alternativas.

Parece que la ciencia moderna puede salvaguardar literalmente a la humanidad de todo: virus y bacterias, estrés y "crisis nerviosas" psicológicas, y catástrofes ecológicas y tecnológicas. Pero, ¡cuanto más avanzan las ciencias modernas en su comprensión, más evidente es que el espacio de lo desconocido no tiene límites! ¿Quién puede ayudarnos a encontrar respuestas a numerosas preguntas relacionadas con nuestra búsqueda del sentido de la vida en el día a día o con la esperanza de curación?

Las enseñanzas que describimos aquí pueden resultar conocidas para algunas personas por haber leído sobre ellas en escritos diversos, para otras será la primera vez que oigan hablar de ellas. Cuando en 1992 se comenzó en varios institutos de Rusia a investigar sobre la salvación general y el siguiente desarrollo armónico (de la realidad perceptible) del mundo, se concibió este conocimiento, que desde entonces no ha parado de evolucionar y muestra continuamente nuevos resultados. Entretanto, personas de diversas religiones hablan por todo el mundo en diferentes idiomas de estos resultados.

Estas enseñanzas parten de la base de que la creación (Dios) existe siempre en cualquier creencia y en cualquier cultura como una sola unidad. No es una nueva religión, es el conocimiento de la creación misma, que Grigori Grabovoi

© Svetlana Smirnova 2015

ha vuelto a descubrir y transmitir. Grigori Grabovoi habla de que el mundo (la realidad exterior) y el ser humano animado (la realidad interior) son estructuras informativas: "Si observamos el mundo, al ser humano en este mundo y cómo el ser humano evoluciona en él, vemos que todo lo que se transforma parte del ser humano." Esto significa que el mundo, la realidad exterior, evoluciona gracias a la realidad interior consciente o inconsciente del ser humano.

Grigori Grabovoi ha escrito 3 obras sobre sus revelaciones, en las que también se describen las vías de restauración y regeneración de órganos, así como la curación de enfermedades aparentemente incurables, incluyendo algunas como el SIDA o el cáncer. Desde hace muchos años su método se aplica en varios países. Resultados de curaciones increíbles han sido documentados y certificados ante notario. Grigori Grabovoi ha demostrado que no existen enfermedades incurables en la práctica médica y que toda enfermedad, también el cáncer y el SIDA, puede ser curada incluso en estado terminal.

Muchos de sus discípulos, incluidos nosotros Svetlana Smirnova y Sergey Jelezky, hemos podido lograr resultados iguales o similares empleando sus métodos de restablecimiento de la salud y armonización de eventos en y alrededor de las personas. Queremos indicar al respecto que al final cada uno puede escoger el o los métodos que considere más efectivos para sí mismo (o para otros) a partir de todos los que se ofrecen.

En este libro presentamos métodos que también hemos aplicado con éxito en nosotros mismos y en el trabajo con otras personas. Estos métodos proceden de Grigori Grabovoi y han sido desarrollados posteriormente por nuestros compañeros Nadeshda y Vadim Korolev (trabajo con todo tipo de enfermedades; sanación espiritual de enfermedades infantiles; regeneración de la columna vertebral; extrusor; estructura del alma).

4

El método de restablecimiento de dientes y muelas procede de Arcadi Petrov.

Desde el Centro-SVET les deseamos buena salud y mucho éxito con todos sus propósitos. Recuerde que todos los hilos de su vida están en sus manos, sólo en sus manos. El árbol de la vida que existe en su consciencia tiene relación interna y externa con la realidad. En el organismo es la relación del cerebro con cada órgano, el mantenimiento del equilibrio vital con cada célula y con el entorno, que aún es más importante.

Haga el bien, hágaselo a Ud. mismo y a su alrededor. Piense positivamente y todo lo relacionado con Ud. estará bien y lleno de armonía. Sus problemas se resolverán, las dificultades se disolverán y su organismo rejuvenecido y sano se convertirá en apoyo de su espíritu por muchos, muchos años.

Muy cordialmente
Svetlana Smirnova y Sergey Jelezky

SVET-Centre, Hamburg

© Svetlana Smirnova 2015

1.

"¡Humano!
Eres el mundo. Eres la eternidad.
Tienes fuerzas inconmensurables.
Tus posibilidades son ilimitadas.
Eres la manifestación del Creador.
En ti está Su voluntad,
por Su propósito transformas el mundo.
En ti está Su amor.
Ama todo lo que vive, como lo hace Él, que te creó a ti.
No atormentes tu corazón, piensa lo bueno, haz el bien.
El bien retornará longevidad.
El amor regala inmortalidad,
la fe y la esperanza, inteligencia.
Con la fe y el amor
harás resurgir tus fuerzas invisibles.
Conseguirás realizar tus sueños.
La inmortalidad es el rostro de la vida.
Al igual que la vida es la huella de la eternidad.
Crea para vivir la eternidad.
Vive para crear la eternidad."

Grigori Grabovoi

6

© Svetlana Smirnova 2015

2. ¿Cómo es posible crear de nuevo al hombre y al mundo perceptible?

En su libro "Estructuras empleadas del plano de las informaciones creadoras" Grigori Grabovoi describe cómo está estructurado (creado) el ser humano. En este libro se detalla que, a través de sus estructuras espirituales, el ser humano está en relación e interrelación directa con el mundo entero (realidad externa). Comprendiendo estas relaciones y estructuras espirituales se descubre que cada ser humano está unido directa e inseparablemente con el mundo entero y que, a partir de sus pensamientos, sensaciones y acciones, puede producir un efecto (cambio) en éste. Asimismo, un cambio en la realidad exterior lleva a un cambio en la realidad interior en el ser humano. Grabovoi nombra los siguientes criterios iniciales:

Primero: el mundo entero se compone de una estructura informativa

Segundo: el ser humano es una estructura de luz, que contiene información

Tercero: el ser humano alberga tres estructuras divinas
el alma
el espíritu
la consciencia

Esta tríada es la estructura tanto del ser humano como del mundo entero. Así pues, el ser humano puede ser re-creado, sobre todo en el llamado plano informativo, en el que existe su matriz original de acuerdo con el plan perfecto de la creación. ¿Por qué es importante que el ser humano aprenda a re-crearse?

Si el ser humano es capaz de crearse nuevamente a sí mismo, o sea recuperar la armonía interna y la norma divina, restaurará al mismo tiempo su entorno para que éste entre en armonía consigo mismo. Si el entorno se recupera, o sea vuelve a estar en armonía y de acuerdo con la norma divina, el ser humano (causante) también volverá a estar en armonía y en la norma. De este modo, el ser humano tiene la extraordinaria oportunidad de cambiar el mundo con ayuda de su consciencia y transformar cualquier información negativa (que se ha salido de la norma) de la realidad interna o externa en una positiva (de acuerdo con la norma).

Según los descubrimientos presentes, el mundo está estructura de la siguiente manera:

El alma crea luz e informaciones. El espíritu traslada esta información del alma a la consciencia. La consciencia recibe la información y la manifiesta en forma de objetos (materia), que nosotros percibimos como formas a nuestro alrededor. Al cambiar la información, el ser humano cambia el mundo y a sí mismo.

El mundo depende directamente de la consciencia del ser humano. Para cambiar el mundo ya es suficiente el deseo del ser humano de autoconocimiento. Al conocerse a sí mismo, el ser humano descubre la Creación y a Dios. Sólo en el encuentro consigo mismo, el ser humano puede comunicar directamente con Dios y con la Creación.

Una persona buscará a Dios en el Tibet, otra en la India, otra en el cosmos y así en muchos lugares más. Pero Dios se encuentra en cada ser humano y en su alma. El alma es parte de la Creación y es parte de Dios, y a través del espíritu y de la consciencia se manifiesta todo lo que

© Svetlana Smirnova 2015

tiene alma.

Cuando el ser humano evoluciona espiritualmente, encuentra a Dios y reconoce la Creación en todo. Así, el ser humano obtiene una capacidad creativa y posibilidades ilimitadas. Grigori Grabovoi dice que todo ser humano puede utilizar este conocimiento y conseguir estos resultados con su aplicación.

Es posible regenerar órganos "perdidos", porque la información del órgano sano queda almacenada para siempre en un campo informativo. El cuerpo humano físico es una estructura manifestada, que se desarrolla a partir de una estructura informativa de una matriz original, predeterminada por la Creación. Decimos también que somos "hijos" de Dios o que estamos hechos a Su "imagen y semejanza".

En el alma del ser humano hay un punto de registro, en el que queda guardada toda la información de su individualidad. El conocimiento de este punto de registro permite en principio recrear de nuevo a cualquier ser humano. Para poner en marcha el proceso de restauración, sólo se necesita el impulso de la luz procedente del alma del ser humano. Para dar el impulso desde el alma, también aquí sólo se necesita el deseo del ser humano de ayudarse a sí mismo o a otras personas. Sin embargo, el éxito visible está ligado a una importante condición: la fe en la Creación.

Para poder restaurar un órgano perdido es necesario creer en un dios, presente en cada uno y en todo, y en nosotros como su creación. Si la persona no lo cree, todo el esfuerzo es inútil. ¡El mundo es Dios y Dios es el mundo! Todo lo que percibimos a nuestro alrededor, incluso nosotros mismos, es la expresión de Dios y de Su creación. Cuando la persona empieza a reconocer esto, es capaz de influir creativamente en su salud y en los acontecimientos de su vida.

© Svetlana Smirnova 2015

3. El alma – el espíritu – la consciencia

El alma:

El alma es el plano de la interacción con el Creador. En este plano se hallan los mundos, el interior y el exterior, el finito y el celestial. Cada estrella en el cielo es un alma. Es firme como la estructura del mundo que todo organiza. De ella surge el espíritu como una acción del alma y la medida de su movimiento en nuestra dimensión son el tiempo y el espacio. Éste experimenta una reflexión en la consciencia. La consciencia es como los planetas: no brillan, pero reflejan la luz.

Todo ser humano alberga en sí un alma, es decir una parte de la eternidad: el mundo liberado, pacífico y amoroso. El estado del alma es considerado como el original, o sea lo que procede del Creador. ¿Qué significa "ser humano"? Significa aspirar a ser igual que el Creador. Es decir, representar al Ideal; crear como crea el Creador; ser sabio como Él; amar como Él; ser como Él..

"Mediante la consciencia,
el alma crea la forma de la existencia." (G.G.)

Todo lo que tiene una forma y existe en origen está creado por la estructura del alma: estrellas, planetas, la vida. Todo ha sido creado por nosotros y, con ayuda de la reflexión a través de la consciencia, se representa como espejo del alma. El alma es el principio, la consciencia es la estructura y el Creador proporciona la base para todo. Él ha creado estos principios, esta estructura y lo todo lo que le sigue. Todo lo que hay en nosotros, sobre la tierra y en el universo se desarrolla a partir del

© Svetlana Smirnova 2015

principio que Él ha creado, o sea a partir del alma. Si comprendemos estos principios, también comprenderemos la estructura; y eso sólo nos aportará provecho.

A partir del convenio de la información primaria procedente del alma, con su reflexión en el mundo exterior "secundario" que se multiplica desde la consciencia, se define la organización del desarrollo mediante la interrelación del sujeto individual con los objetos. Justo allí, donde el mundo interno y el mundo externo se tocan, afloran conocimientos, que se convierten en comprensión. Cuando la consciencia comprende, la información se proyecta al plano del espíritu y se transforma en una imagen real. De este modo, se origina la realidad detrás de la realidad subjetiva. El alma que difunde el conocimiento real mediante el espíritu amplía la consciencia. La consciencia, en su recorrido por el espíritu, reacciona, comprende, realiza y se amplía para crear y construir la estructura del mundo.

El espíritu:

El espíritu es una forma de acción del alma. El espíritu es el acopio energético para la creación de la realidad. Cuando el espíritu se concentra en la forma del objeto, la apariencia de los elementos del cuerpo físico de Dios se manifiesta en la realidad, tanto en la macro realidad (exterior) como en la micro realidad (interior). El espíritu del propósito físico es lo que lo hace crecer y lo limita. Con la ayuda del espíritu las células se dividen, en su ausencia, sólo se descomponen. El espíritu es la vida. Hay vida en todos los objetos y seres vivos. El espíritu está en todas partes y en todo. No es una pequeña nube, como algunas personas puedan creer. Es una energía organizada y estructurada.

Encendemos la televisión y la pantalla se ilumina. Si trasladamos

© Svetlana Smirnova 2015

esta analogía a las personas, la pantalla sería la consciencia. Pero sólo es una analogía, porque la consciencia del ser humano es mucho más elevada y complicada: es el principio de la proyección de la idea del universo en el infinito. El espíritu es lo que hace funcionar la pantalla y le ofrece la posibilidad de realizar su trabajo.

El espíritu conecta lo no visible en el alma con lo visible de la conciencia. El espíritu es la fuerza y es como la corriente de los neutrinos (partículas elementales neutrales), para las que no existen los obstáculos y que lo traspasan todo.

Ni la masa de la tierra, ni las barreras artificiales pueden detener al espíritu. Está presente en todo, traspasa todo y no perjudica nada. Le da a todo la posibilidad de manifestarse y existir.

"El espíritu sopla por donde quiere."
(de la Biblia)

La Consciencia:

La consciencia es la capacidad general de asimilar informaciones y reaccionar ante ellas. Pero la consciencia tiene diferentes estados; dormida, despierta, ampliada. Incluso la consciencia ampliada es un mundo mesurado de una suma o cantidad de dimensiones. También existe la consciencia verdadera. Cada plano tiene sus propias particularidades.

La consciencia ordinaria percibe la realidad como aquello que está reflejado y almacenado históricamente y existe así en nuestra consciencia. En este caso, el concepto del mundo que nos rodea es una media de los conceptos del mundo de aquellos que viven en él. Se podría decir que

12

© Svetlana Smirnova 2015

son parábolas sobre todos nosotros.

La consciencia ampliada aparece cuando se percibe el mundo en la interrelación entre el mundo visible e invisible. Es capaz de percibir tanto los procesos del mundo visible como los del invisible. Es capaz de controlar los procesos de los micro y macro planos al mismo tiempo y en las mismas gradaciones.

La consciencia verdadera refleja toda la estructura del mundo y a través de ella es posible representar cualquier elemento de la realidad.

¿Para qué se necesita la consciencia ampliada? Para saber y para ver. Se trata del "ver espiritual". Las personas con una consciencia no desarrollada y ordinaria perciben el mundo de otro modo, como si caminaran a ciegas por la noche. Caen, se levantan y vuelven a caer, y entretanto se rompen la cabeza y la nariz. ¿Son libres o es sólo una ilusión de la libertad?

"Tienes que saber a dónde vas. Tienes que conocer el camino – esto es libertad."

Ser consciente es en primera línea la comprensión de uno mismo como personalidad propia. Si el ser humano alcanza el plano de la auténtica verdad, adquiere la posibilidad de cambiar el transcurso de los procesos físicos a través de sus capacidades psicofísicas y mentales, porque todos los procesos del mundo están relacionados con el factor global del ser humano.

Esto significa que la fuente es el ser humano mismo. Recibir el impulso, asimilarlo y dar el impulso de crear o cambiar algo en la materia son funciones de la consciencia y de sus capacidades generales. Recibir la información - asimilarla - reaccionar a ella. En el plano del impulso

© Svetlana Smirnova 2015

13

mental, el alma, el espíritu y la consciencia son capaces de solucionar cualquier problema, ¡a veces incluso al instante!

Las tecnologías de la consciencia están recogidas en los trabajos del Dr. Grigori Grabovoi. El trabajo presente se fundamenta en los resultados que ha alcanzado este extraordinario erudito, clarividente y sanador. La consciencia es una reacción generalizada del sujeto al entorno informativo. Sólo se produce donde hay información exterior y/o interior. Por ello, según la comprensión general, la consciencia tiene una estructura que une la realidad espiritual (inmaterial) y la física (material). La capacidad de trabajar con la consciencia mediante el alma y el espíritu puede llevar a cambios radicales tanto en el sujeto como en el objeto. En ese momento, ya no es el mundo (entorno) que determina la estructura del ser humano, sino que es el ser humano el que determina la estructura del mundo. Justo esto es lo que sucede cuando llegan a nosotros personas que sufren. Corregimos la situación subjetiva en el mundo de una persona concreta, porque el mundo entero está construido sobre la base de la consciencia. La consciencia puede influir en cualquier elemento de la realidad con la ayuda del alma y del espíritu.

© Svetlana Smirnova 2015

4. La sanación "espiritual" de enfermedades infantiles

En el futuro la práctica médica cambiará de una forma de tratamiento preferentemente físico a métodos de sanación espiritual y mental. Pasará especialmente a personas que restablezcan la armonía entre el alma y la consciencia o, ya directamente, ayuden a evitar una desarmonía. A la larga, estos métodos eliminarán las causas de las enfermedades.

En la era de las tecnologías tecnocráticas, el ser humano ha llegado al punto de poder destruirse a sí mismo y a toda la humanidad. Hay suficientes ejemplos para ello. Las personas enferman más a menudo por afecciones oncológicas (cáncer) que por la gripe, y diariamente fallecen cientos de miles de niños, porque no hay medicamentos que los curen de las enfermedades más graves. El ser humano empieza a enfocarse cada vez más en Dios. ¿Por qué será?

El hombre pide ayuda, salud, fortuna, éxito y más cosas. Le pide al Creador todo aquello que éste ya le dio en origen, a él y a todos los seres humanos. Sólo unos pocos le piden a Dios que les descubra quiénes son, quiénes somos nosotros: los seres humanos. O, cómo conocer las posibilidades de que disponemos y saber cómo podemos y debemos aplicar esas posibilidades, que ya recibimos originalmente del Creador, para así ayudarnos a nosotros mismos y también para enseñárselas a otros. En el centro-SVET ofrecemos tecnologías concretas y de funcionamiento sencillo, siempre y cuando la persona crea en Dios, en sí misma y en su origen divino. Observemos la situación mediante el ejemplo de la enfermedad infantil escarlatina.

Normalmente afecta a niños de tres a ocho años. Es la edad en la que el niño percibe el mundo directamente desde el alma. Su alma analiza los eventos con 14 días de antelación. Cuando se observa el tiempo desde

© Svetlana Smirnova 2015

el momento en que enferma hasta que se cura, se puede deducir que el niño ve los futuros eventos negativos que pueden acontecer en su entorno, por ejemplo a un familiar, y empieza a asimilarlos por medio de una enfermedad. El niño asimila los eventos futuros y la relación ente sus padres y los familiares más cercanos. De este modo, intenta (inconscientemente) atraer la atención de ellos hacia estos eventos futuros para que así puedan comprender la situación.

Sin embargo, para entender al niño es necesario ir por el camino de la evolución espiritual ampliada, el "camino del conocimiento". Naturalmente, los padres no tienen ni idea de por qué su hijo se ha puesto enfermo. La medicina convencional dice que la enfermedad se traspasa por medio infeccioso; supone que el niño se ha "contagiado" de otra persona enferma. ¡Esto no es del todo cierto!

Cuanto más pequeño es el niño, mayor es la posibilidad de que enferme. Los niños (seres humanos) llegan al mundo con la tarea de mejorarlo, de limpiarlo y de transformar lo negativo; por tanto, de realizar cosas amorosas y creativas. Se pretende que el sistema inmunológico está poco desarrollado en los niños. ¡Nosotros no opinamos igual! Su estructura de la consciencia aún es muy escasa. El niño actúa directamente desde el plano del alma, pero la herramienta creadora es la consciencia. La consciencia de los niños aún "no se aclara" bien con el mundo, por lo que éstos pueden caer enfermos.

Examinemos una segunda variante, en la que el niño está en el jardín de infancia o en el colegio. Los niños que van a estos centros empiezan a ayudarse mutuamente. Es decir que asumen los problemas del niño enfermo para ayudarle y también se ponen enfermos. Aunque la enfermedad aún no sea visible en el plano físico, no significa que el niño no la vea. Ve los problemas del mundo exterior y, en el plano del

16

© Svetlana Smirnova 2015

alma, le dice al otro niño "te voy a ayudar" y le ayuda. Del mismo modo empiezan a ayudar un segundo y un tercer niño.

Ahora podemos preguntar por qué no se enferman todos los niños. Esto es sencillo. Los niños no sólo aprenden en el plano físico, sino sobre todo en el espiritual. Un niño sólo necesita observar y ya lo comprende todo. Otro, primero ha de pasar personalmente por estos sucesos. De este modo adquieren el conocimiento de cómo puede comportarse un ser humano en una u otra situación, de cómo pueden establecer sus relaciones y de cómo éstas se muestran y se experimentan en el mundo exterior y en el interior.

El ser humano obtiene el conocimiento en cualquier caso y, en el mundo físico, el niño empieza a restituir con increíble velocidad el conocimiento perdido en el nacimiento. Cuando se ha pasado por determinadas enfermedades, se desarrolla la inmunidad. La inmunidad no es otra cosa que ese conocimiento que ha llegado desde el alma, a través del espíritu y la consciencia. Si el niño ha pasado una vez por estos eventos en el plano espiritual, sabe exactamente cómo ha de establecer en el futuro las relaciones y los eventos en su vida.

¿Cómo se puede evitar esto en general y mantener el estado normal de salud? Sólo hay que desarrollar la capacidad de percepción espiritual para que padres e hijos puedan transformar cualquier situación hasta su forma de manifestación en el plano físico. En lo que respecta a las enfermedades infantiles, diremos que es necesario construir los eventos futuros, la relación entre los padres y la relación de los hijos con los padres. Esto significa que los sucesos con una conexión con o influencia directa en la familia tienen mucha importancia. Esta relación puede corregirse naturalmente con amor y cariño, incluso sin conocimientos especiales de control a través de la consciencia.

© Svetlana Smirnova 2015

17

5. Números como forma estable de control

Detrás de cada número está su correspondiente estructura vibracional. Lo mismo puede decirse de secuencias de números. Las series numéricas especificadas en los libros de Grabovoi "Ejercicios de concentración para 31 días" y "Restablecimiento de la salud a través de la concentración en los números" están vinculadas al control procedente de la esfera espiritual. Por ello, el trabajo con estos números contribuye a la evolución del espíritu. Las series numéricas fomentan la estructuración de la consciencia en pro del control de los eventos.

Al concentrarse en los números, Ud. es capaz de comprenderse a sí mismo más conscientemente, de percibir su propio organismo y de verlo interiormente… ¡completamente sano! Esto es muy importante para una rápida restauración del estado según la norma del Creador.

Expresado de forma básica, se puede decir que detrás de cada número hay una estructura vibracional energético-espiritual. Ésta asegura su efectividad. También hay una estructura vibracional energético-espiritual detrás de cada palabra y de cada sonido. En la consciencia del ser humano hay áreas que están conectadas con cada uno de los números. En la concentración en cada número se producen vibraciones en estas áreas. Y no importa en qué idioma se pronuncien estos números.

¡Observe el siguiente momento importante!

Es necesario entender que la efectividad de la concentración depende en gran parte de la predisposición a la concentración de cada uno. Intente abrirse a este proceso creativo. Escuche su voz interior, que le asesora

© Svetlana Smirnova 2015

en la parte práctica de esa concentración. Por ejemplo, podemos escribir una serie numérica en un papel y concentrarnos en ella.

Sin embargo, también es posible hacerlo de otro modo. Por ejemplo, en la concentración en una serie numérica de 9 dígitos, nos imaginamos que estamos en el centro de una esfera (con la forma de una bola) y que los números se hallan en la superficie interna de esta esfera. La información del objetivo de concentración (por ejemplo la sanación de una persona) se encuentra en otra esfera más pequeña, dentro de la esfera con los números. Concéntrese en descubrir qué número le parece que es más brillante. Después de apreciar una primera impresión de que uno de los números de la serie numérica en el lado interior de la esfera brilla más que los demás, fije ese número con el pensamiento. A continuación, junte mentalmente la esfera interior con el objetivo de su concentración (salud) y el elemento de recepción representado por este número, y el proceso de sanación se habrá puesto en marcha.

En la concentración en una serie numérica de 7 dígitos podemos imaginarnos, por ejemplo, que los números están situados en la superficie de un cubo, o sea en una de sus caras. Ud. puede mover y situar los números según lo considere oportuno para experimentar el máximo efecto.

© Svetlana Smirnova 2015

6. La curación de cualquier enfermedad con la ayuda de series numéricas

Este método de curación de enfermedades mediante el uso de series numéricas es sencillo y muy efectivo. El procedimiento está descrito detalladamente en el libro "Restablecimiento del organismo humano a través de la concentración en series numéricas" de Grigori Grabovoi. En este libro se nombran unas 1.000 enfermedades y cada una de ellas tiene asignada una serie numérica correspondiente. Éstas pueden estar compuestas de 7, 8 o 9 dígitos. Cuando Ud. se concentra en una serie numérica concreta, se está curando de esta enfermedad. Ahí surge la pregunta: ¿por qué una acción tan sencilla como la concentración en una serie numérica es tan efectiva?

Se trata de lo siguiente: cada enfermedad representa una desviación de la norma. La desviación de la norma puede producirse en las células corporales, en los órganos o en la función general del organismo. La cura de la enfermedad significa el restablecimiento de la norma. Las series numéricas estimulan este restablecimiento. Mientras trabaja con las series numéricas y se concentra en ellas, enfoque el estado que encarna la norma. El resultado es la cura de la enfermedad. Para una mejor comprensión de este proceso de sanación, les referimos a continuación algo sobre el sistema vibratorio de los números. Nuestra vida transcurre rítmicamente. Los planetas giran con periodicidad alrededor del sol. Para la tierra, esto significa un cambio continuo de primavera, verano, otoño e invierno. La tierra gira sobre su eje y nosotros lo experimentamos como día y noche. En el micro plano sucede lo mismo. Los electrones giran en órbitas definidas y rítmicos movimientos alrededor del núcleo atómico.

© Svetlana Smirnova 2015

Cualquiera de nosotros puede sentir y escuchar el ritmo de su corazón. Asimismo, en nuestro cuerpo, cada célula tiene su propio ritmo, al igual que también la totalidad de las células del cuerpo tiene un ritmo propio. Más allá encontramos un ritmo a nivel de los órganos.

En este sentido se podría comparar nuestro organismo con una orquesta, en la que muchos músicos representan una pieza musical armónica conjunta, siguiendo unas notas determinadas. Una orquesta como conjunto suena diferente a cada músico con su instrumento por separado. Si uno de los músicos no toca correctamente su parte en la orquesta, altera la armonía del conjunto. Lo mismo sucede en el organismo. El ritmo de cada órgano, incluso de cada célula, puede armonizar o alterar el organismo entero. Ninguno debería tocar incorrectamente, todos han de tocar en armonía. El sonido en nuestro cuerpo puede ser siempre armónico. Cuando un órgano o una función del cuerpo se desvía de la norma, significa que hay una desarmonía en el conjunto, o sea una enfermedad. Nosotros somos el director de esta orquesta que, a través del alma, el espíritu y la consciencia puede restablecer el sonido armónico del cuerpo.

También se puede observar este ritmo, donde a primera vista no lo hay. Miremos un arco iris. Vemos colores bonitos y brillantes. Pero, ¿qué representan estos colores desde la perspectiva científica? Nuestra percepción de los colores se basa en el efecto de ondas electromagnéticas con frecuencias diferentes. Por ejemplo, la frecuencia del color violeta es el doble de la frecuencia del color rojo. Así es como detrás de la percepción de los colores también hay diferentes frecuencias, o sea vibraciones. Cada color corresponde a una frecuencia concreta. Todas las imágenes que vemos, por ejemplo en la televisión, sólo son mezclas de los tres colores: rojo, verde y azul. La imagen óptima se produce para nosotros, cuando cada uno de los tres colores participa con una fracción y luminosidad diferente. Cada elección de un color del espectro produce así un efecto propio.

Lo mismo puede aplicarse a las series numéricas. Se puede considerar cada número como una frecuencia y cada serie numérica como una secuencia de frecuencias, o sea vibraciones. Si, por ejemplo, las plazas numeradas en un avión no se ocupan de forma armónica, el equilibrio general puede quedar alterado y producir vibraciones indeseadas. Por el contrario, una ocupación equilibrada de los asientos de pasajeros en el marco de todas las plazas existentes armoniza y estabiliza el vuelo.

Referente al libro con el catálogo de las series numéricas (Restablecimiento del organismo humano a través de la concentración en los números):

Se compone de 27 capítulos. Cada capítulo contempla la totalidad de enfermedades concretas. Los primeros 25 capítulos contienen todas las enfermedades conocidas. Después del nombre de cada capítulo hay una serie numérica que se refiere a todas las enfermedades registradas en ese capítulo. Esta serie numérica puede utilizarse siempre, especialmente cuando no hay un diagnóstico, ya que a menudo sólo se sabe que hay una enfermedad relacionada con esa zona. Si el diagnóstico es determinante, se aplica la serie numérica correspondiente. El libro está estructurado de forma que después de cada denominación de la enfermedad se encuentra la serie numérica correspondiente.

En el capítulo 26 se precisan las concentraciones en enfermedades

© Svetlana Smirnova 2015

desconocidas. Aquí el procedimiento es el siguiente. El cuerpo se compone de 7 partes y cada parte recibe una serie numérica.

Referente al uso y la aplicación de estos datos:

Imaginemos que alguien tiene dolor de cabeza. Utilizamos la serie numérica correspondiente a la cabeza. Si el dolor es en varias partes del cuerpo, entonces la concentración se realiza primero en la serie numérica de una parte corporal y luego, sucesivamente, en las series numéricas de las otras regiones afectadas.

Vamos a comparar a continuación las series numéricas compuestas de 7, 8 y 9 dígitos. Si una serie numérica es de 9 dígitos, pueden curarse con su ayuda una o dos enfermedades concretas. Si la serie numérica se compone de 8 dígitos, se pueden curar con ella 5 y más enfermedades. Si la serie numérica es de 7 números, ésta puede curar 10 y más enfermedades. Esta serie numérica posee mayores posibilidades que las otras. Por ello se introdujeron estas series numéricas de 7 dígitos en el catálogo de Grabovoi.

Se puede pasar de un número a otro, de izquierda a derecha, o de un lado o el otro hacia el centro. Durante el trabajo con las series numéricas, podemos concentrarnos en ellas de distintas maneras. Puede concentrarse el mismo tiempo en cada número o, intuitivamente, más o menos tiempo en un número u otro. Si Ud. cambia el periodo de concentración en un número, también cambia la intensidad del efecto curativo de este número. Por lo tanto, el efecto de la concentración siempre varía. Durante la concentración, debería confiar en su intuición, aunque el efecto reconstituyente se alcanza en cualquier caso.

A continuación, algunas de las enfermedades y áreas problemáticas conocidas, junto a las correspondientes combinaciones de números, para su armonización y sanación.

Zonas de enfermedad	Combinación numérica
Enfermedades desconocidas en general (*)	1884321
Cabeza	1819999
Cuello	18548321
Brazo derecho, mano derecha	1854322
Brazo izquierdo, mano izquierda	4851384
Tronco	5185213
Pierna derecha, pie derecho	4812531
Pierna izquierda, pie izquierdo	485148291

(* en las enfermedades desconocidas, seleccione la correspondiente zona corporal)

Enfermedades conocidas del catálogo en el libro "Restablecimiento del organismo humano a través de la concentración en los números":

Cuadro clínico	Combinación numérica
Alergias	45143212
Artritis	8111110
Asma bronquial	8943548
Heridas	5148912

© Svetlana Smirnova 2015

Otras combinaciones numéricas:

(no contenidas en el libro de referencia)

Tema de base (problema)	Combinación numérica	Objetivo de concentración
Armonización del presente	71042	nombrar individualmente
Armonización del futuro	148721091	nombrar individualmente
Armonización del pasado	7819019425	nombrar individualmente
Plantas	811120218	nombrar individualmente
Animales	555142198110	nombrar individualmente
Normalización de situaciones financieras*	71427321893	nombrar individualmente
Solución de problemas generales*	212309909	nombrar individualmente
Armonía en las relaciones familiares	285555901	nombrar individualmente
Armonía en el puesto de trabajo	141111963	nombrar individualmente
Interés por aprender en los niños	212585212	nombrar individualmente
Transformar lo negativo en positivo	1888948	nombrar individualmente

(* para concentrarse mejor, rodéese de la serie numérica correspondiente, póngala en su monedero, en su pasaporte u otros documentos. Imagínese la serie numérica en su puesto de trabajo o en su casa)

© Svetlana Smirnova 2015

Otras combinaciones numéricas interesantes con concentración en partes del cuerpo

Indicación	Serie numérica	Concentración en...
Estados críticos	1258912	los ojos y después en los objetos más alejados del mundo externo
Insuficiencia cardiovascular aguda	1895678	la pierna derecha, el dedo gordo del pie izquierdo y la oreja izquierda
shock traumático y otros estados similares de shock	1895132	el ojo derecho, oreja izquierda y el dedo meñique del pie derecho
Enfermedades tumorales (tumores benignos)	18584321	la piel de las manos y los pies en general
Enfermedades tumorales (tumores malignos)	8214351	la superficie de ambas plantas de los pies y el antebrazo izquierdo
Sepsis	58143212	el antebrazo derecho y los objetos más alejados del mundo externo
Afección de los órganos respiratorios	5823214	la pierna derecha y el meñique de la mano izquierda
Afección de los órganos digestivos/tracto intestinal	5321482	la oreja derecha
Afecciones del riñón y los conductos urinarios	8941254	la rodilla derecha

26

© Svetlana Smirnova 2015

Enfermedades endocrinas y metabólicas	1823451	el área de paso de nuestro cuerpo físico y el mundo externo
Enfermedades laborales	4185481	la propia saliva
Intoxicaciones agudas	4185412	la oreja derecha y rodilla izquierda
Enfermedades infecciosas	5421427	la oreja derecha y las pestañas del ojo derecho
Enfermedades nerviosas	148543293	el índice derecho
Enfermedades venéreas y de la piel	18584321	(sucesivamente) ambas manos, ambas piernas y el ojo derecho
Enfermedades quirúrgicas	18574321	en la columna vertebral, la pierna derecha y la planta del pie izquierdo
Afecciones de los ojos	1891014	los ojos y el área del coxis
Afecciones de los dientes y a cavidad bucal	1488514	los dientes y el meñique de la mano izquierda

© Svetlana Smirnova 2015

27

7. Tecnología del rejuvenecimiento

Tome una foto suya en la que se vea joven y feliz. Manténgala delante de Ud. a la altura de los ojos. Imagínese las siguientes series numéricas en el espacio entre su rostro y la foto, a la altura de la frente, y concéntrese en ellas:

2145432   y   2213445

Además deberá iluminar las series numéricas con una luz blanca plateada. Para su comodidad puede escribir estas series numéricas encima de la cabeza en la foto. Durante la concentración recuerde los momentos más felices de su juventud, su presente y su futuro (sueños). Puede repetir esto varias veces al día hasta que quede anclado en la consciencia y después seguir según su parecer.

© Svetlana Smirnova 2015

8. El campo de la información creadora

El campo de la información creadora se halla entre la esfera del alma de 1 metro y la esfera de la consciencia de 5 metros.

Primero construimos la geometría de la zona en la que vamos a trabajar:
1. Mentalmente creamos una esfera con un radio de 5 metros, en cuyo centro nos situamos. (fig. 1)
2. Hacemos una copia de esa esfera, la acercamos y la reducimos a un radio de 1 metro. (fig. 2)

Con la ayuda de las dos esferas podemos controlar áreas de información y áreas físicas. El centro de las dos esferas está situado en el centro geométrico de nuestro cuerpo físico. Un punto se encuentra en el área del corazón y el otro, al lado, en el centro del pecho.

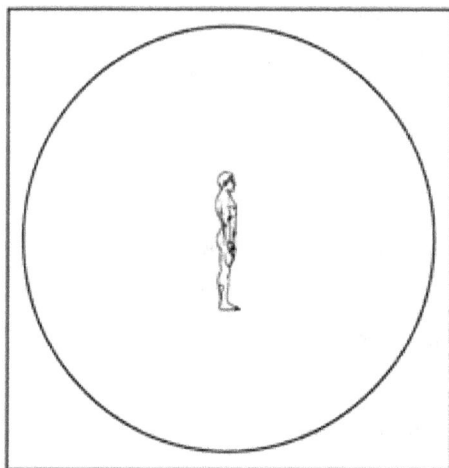

Fig. 1

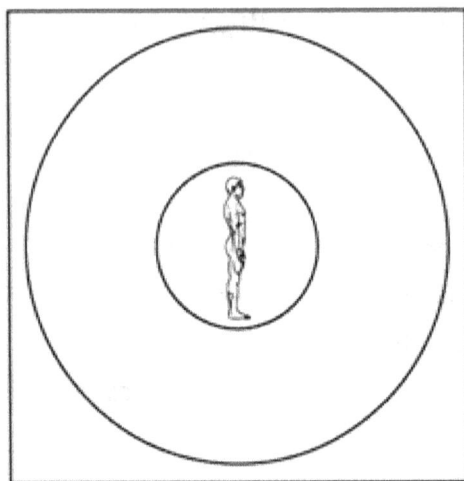

Fig. 2

Para un control activo de situaciones sólo contemplamos la parte de la esfera que, desde nuestro cuerpo físico, se halla delante de la zona del pecho. Naturalmente, las esferas también existen en el lado de la espalda, pero no usamos esa parte, porque es el área para el control. El contacto mental de esta parte de las esferas sólo debería producirse en situaciones de excepción.

Antes del control hay que saber que el cuerpo físico también es un elemento de percepción. Sin embargo, en este caso no utilizamos el conocimiento de la morfología/anatomía, sino sólo lo que podemos ver con los ojos. Seleccionamos el área de nuestra percepción dentro de la esfera de 1 metro. La selección se realiza de la siguiente forma:

Imaginemos ondas de información (corriente de luz) que se originan entre las cejas y se proyectan. Se reflejan en la parte interna de la esfera de 5 metros y chocan contra la esfera de 1 metro. De este modo, obtenemos una línea de onda que corresponde a nuestra zona de percepción geométrica. (fig. 3)

© Svetlana Smirnova 2015

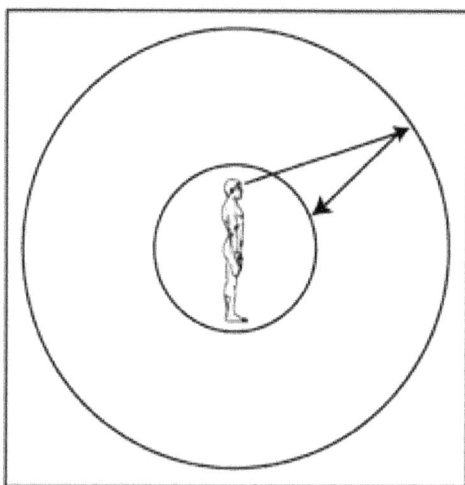

Fig. 3

Pero, ¿cómo se trabaja con el campo de la información creadora?

Podemos elegir cualquier información que existe en el entorno de las personas. En este caso mostraremos cómo se puede cambiar la información con el ejemplo de la epidemia de gripe.

Para ello salimos primero al macro plano, porque la persona representa el micro plano frente a la enfermedad (la gripe es un fenómeno colectivo). Para que la información de una situación anormal (según la norma del Creador), en este caso la epidemia de gripe, no oprima a la persona, pasamos al macro plano, o sea, más allá de esfera de la consciencia de 5 metros.

En el macro plano, el ser humano es más grande y más fuerte. Desde el macro plano mira hacia el micro plano y al mismo tiempo ha salido de la "zona de peligro" de la epidemia de gripe.

Para acceder al macro plano, simplemente pronunciamos

(mentalmente): "**Salgo al macro plano**."

Empezamos a preparar (percibir) la zona responsable de la anomalía para el trabajo de transformación. Ésta se halla entre un segmento en la parte externa de la esfera de 1 metro y un segmento en la parte interna de la esfera de 5 metros. Pronunciamos:

"Busco el segmento responsable de la información de la anomalía en la parte externa de la esfera de 1 metro."

Con el pensamiento marcamos este segmento y decimos:

"Veo el segmento responsable de la información de la anomalía en la parte interna de la esfera de 5 metros."

También marcamos este segmento con el pensamiento, unimos ambos segmentos y señalamos la zona (de información) con el signo de Cristo, la letra X, que simboliza la simetría diagonal de la creación (fig. 4), o le ponemos la palabra "NORMA" a esta zona (fig. 5). Al mismo tiempo irradiamos las Zonas con una luz blanca plateada.
De este modo, hemos fijado la zona de la información creadora de la anomalía. Allí se agrupan las informaciones y todas las anormales se transforman en informaciones según la norma del creador.

Ahora aún determinamos la hora y la fecha y mandamos la información positiva al infinito. De esta forma, hemos determinado el momento en que esta información se empieza a extender en el mundo.

¡Hemos cambiado la información de la epidemia desde el macro plano!

32 © Svetlana Smirnova 2015

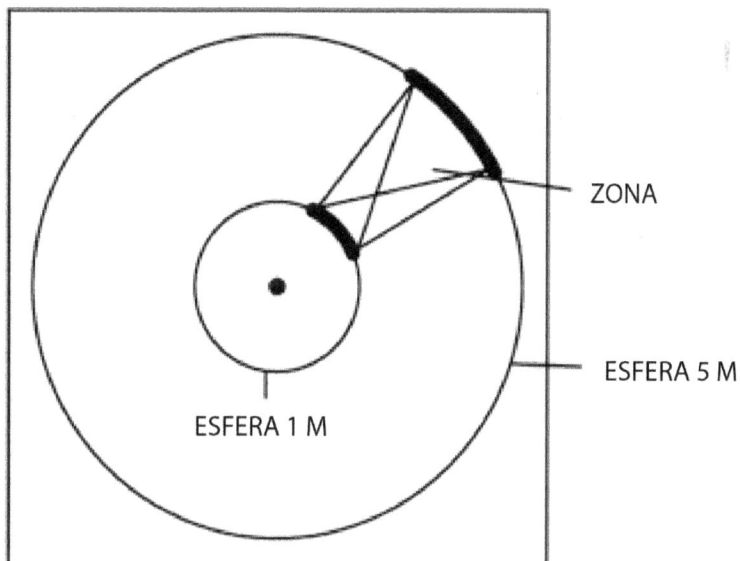

(Fig. 4)

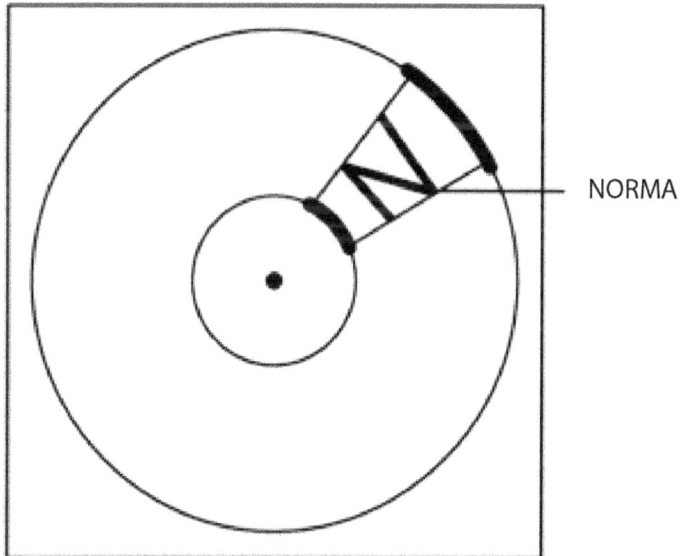

(Fig. 5)

© Svetlana Smirnova 2015

9. Las bases del trabajo con todo tipo de enfermedades

Cuando una información se ha introducido en el organismo, se crean en el ser humano puntos de infiltración sobre la esfera de 1 metro. Parecen puntos o incluso agujeros en la esfera. Todos esos puntos de infiltración se pueden regenerar. Hacemos unas "tiritas de luz" con la luz del espíritu santo y pronunciamos:

"Regeneración según la Norma en todos los puntos de infiltración."

Cada enfermedad tiene su estructura informativa. Cuando hayamos eliminado el/los punto/s de infiltración, eliminamos a continuación su estructura informativa. Para eliminar las estructuras informativas de la enfermedad exclamamos:

"Veo las estructuras informativas de la enfermedad y las envuelvo en luz blanca plateada (o también "con plasma caliente"). Las concentro en un solo punto y las traslado más allá de la esfera de 5 metros a un cubo de luz blanca plateada para que todas las informaciones negativas se transformen en positivas."

Para ello es conveniente llevar todas las estructuras informativas de las enfermedades más allá de la esfera de 5 metros al cubo blanco plateado. Este cubo es un espacio cerrado, donde podemos verter toda la información negativa para su transformación. De este modo hemos eliminado o transformado la estructura informativa de la enfermedad.

A continuación retiramos la célula guía. La arrastramos con una esfera

© Svetlana Smirnova 2015

de plasma caliente, la concentramos en un solo punto y la pasamos más allá del límite de la esfera de 5 metros. Como hemos retirado la célula, tenemos que restituirla enseguida con otra célula de materia viva.

Ponemos la célula de materia viva en el lugar de la célula guía. Desde esta célula distribuimos la información a todas las demás células. Esto significa que, si hemos eliminado una información negativa, tenemos que introducir enseguida una información positiva en su lugar. Pronunciamos:

"Restablecimiento de este órgano a la norma del Creador."

Después, a través de la hipófisis, volvemos a regenerar las conexiones anteriores con todas las células y órganos. Para ello, damos la siguiente orden a la hipófisis:

"Restablecimiento de todas las conexiones de este órgano con todos los demás órganos."

Finalmente, determinamos fecha y hora y enviamos todo al infinito. Expresamos (ejemplo):

"16:30 horas, el 01 de mayo 2010."
Enviamos la información positiva al infinito.

10. La columna y sus puntos energético informativos

A lo largo de la columna vertebral humana encontramos puntos energético informativos. Hacia estos puntos fluye energía e información. En estado normal, estos puntos energético informativos se hallan en el área cervical a una distancia de 2 cm y en otras áreas a una distancia de 2,5 cm de la superficie del cuerpo físico. Los puntos más importantes son:

la 3ª y la 7ª cervical y la 8ª dorsal.

Estos son los puntos de más penetración, porque justo hacia ellos fluye una enorme corriente de información; son los puntos más receptivos. También hay informaciones negativas que se infiltran por ellos desde el mundo exterior. En relación al ser humano, el mundo exterior es el macro cosmos. También Ud. puede trasladarse al macro plano. Diga lo siguiente:

"Salgo al macro plano
Y, desde mi cuerpo físico, doy
el impulso a todas las conexiones negativas,
que percibe mi cuerpo físico."

© Svetlana Smirnova 2015

Tecnologías del trabajo con la columna vertebral:

En problemas con la columna vertebral, p.e. desviación de la columna vertebral, hernia discal o desgaste de una vértebra, procedemos de la siguiente manera (ver figuras):

Ponemos unas esferas encima del atlas y en el área del coxis, e introducimos un programa para que cada esfera estire la columna hasta alcanzar la norma.

A continuación, situamos un arquetipo (patrón/modelo original) de la columna vertebral en el lado externo de la espalda detrás de la columna real que queremos tratar. De este modo, se produce un espacio entre el arquetipo y la columna vertebral.

Delante de la parte interna de la columna vertebral, situamos la pantalla del alma del creador.

Nos imaginamos una esfera con materia viva. Desde ella dirigimos un flujo con materia viva al espacio entre la columna y su arquetipo, que regenera el espacio deteriorado, y un segundo flujo a través del canal espinal de la columna vertebral, que regenera todas las estructuras de la columna. Además ponemos en marcha un programa:

"Regeneración de la columna vertebral según la norma del creador."

© Svetlana Smirnova 2015

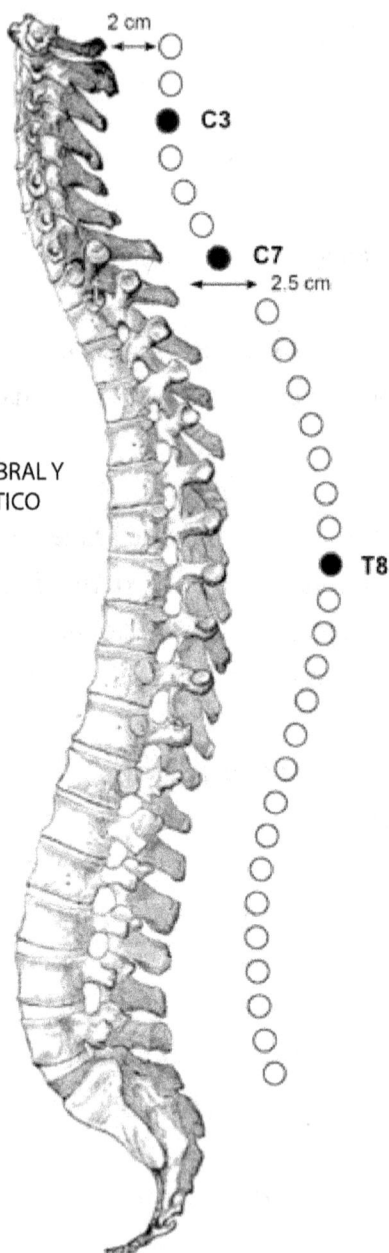

2 cm

C3

C7

2.5 cm

LA COLUMNA VERTEBRAL Y
LOS PUNTO ENERGÉTICO
INFORMATIVOS

T8

Fig. 6

© Svetlana Smirnova 2015

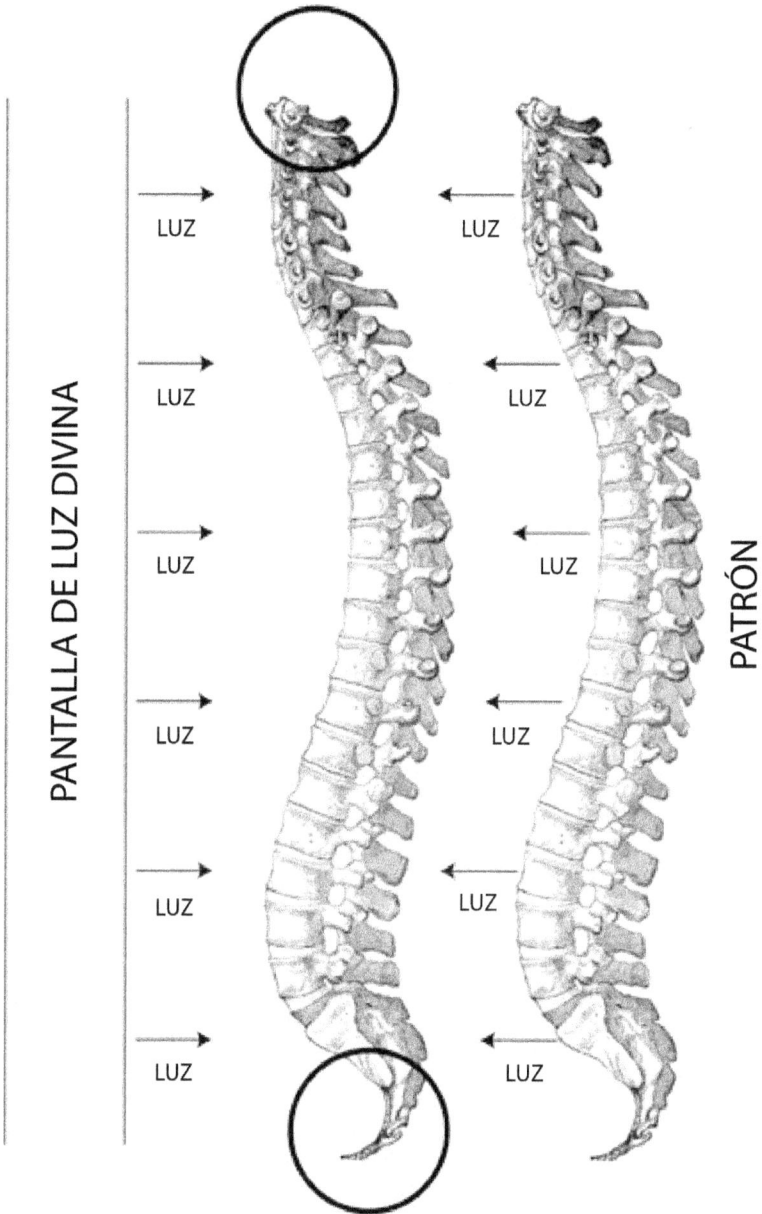

PANTALLA DE LUZ DIVINA

LUZ →
LUZ →
LUZ →
LUZ →
LUZ →
LUZ →

← LUZ
← LUZ
← LUZ
← LUZ
← LUZ
← LUZ

PATRÓN

Fig. 7

© Svetlana Smirnova 2015

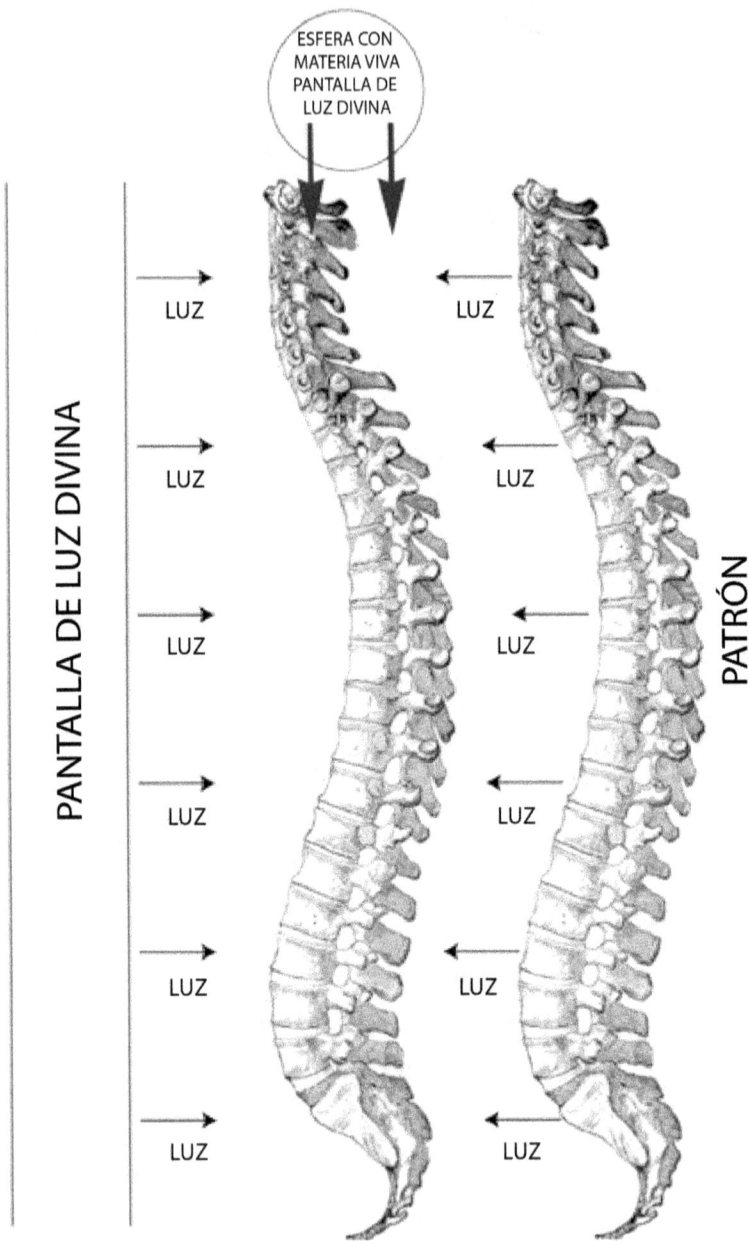

ESFERA CON MATERIA VIVA PANTALLA DE LUZ DIVINA

PANTALLA DE LUZ DIVINA

PATRÓN

LUZ

LUZ

LUZ

LUZ

LUZ

LUZ

LUZ

LUZ

LUZ

LUZ

LUZ

LUZ

Fig. 8

40

© Svetlana Smirnova 2015

Desde la parte frontal, tomamos una célula informativa de la estructura ósea en el área dorsal de la columna vertebral y la situamos en el flujo de fotones para la regeneración de la estructura celular de la columna. Establecemos el programa y decimos:

"Restablecimiento de la estructura celular de la columna vertebral según la norma del Creador."

Determinamos la fecha y la hora y lo enviamos todo al infinito. Fijamos la fecha, porque basamos la tecnología en el infinito. En cuanto registramos el tiempo en una célula, ya estamos mejorando el espacio. Tenemos el conocimiento de que el tiempo conserva el espacio y lo mejora, por ello iniciamos así el proceso de regeneración en el ser humano según la norma.

© Svetlana Smirnova 2015

41

La tecnología con las 4 esferas

Para devolver una vértebra a su lugar original, ponemos 4 esferas, una a cada lado de la vértebra, y unimos estas esferas con rayos de luz. Los rayos de luz atraen las esferas opuestas y mueven discos desencajados o vértebras desajustadas a su sitio. A través de las esferas, que se "deslizan" por toda la columna, todas las vértebras vuelven a situarse en su lugar según la norma y allí los fijamos.

Las esferas se mueven con gran velocidad. Establecemos el programa correspondiente y pronunciamos:

"Restablecimiento de la estructura celular de la columna vertebral según la norma del Creador."

Determinamos fecha y hora y enviamos todo al infinito.

© Svetlana Smirnova 2015

TECNOLOGÍA CON LAS 4 ESFERAS

VISTA DESDE ARRIBA

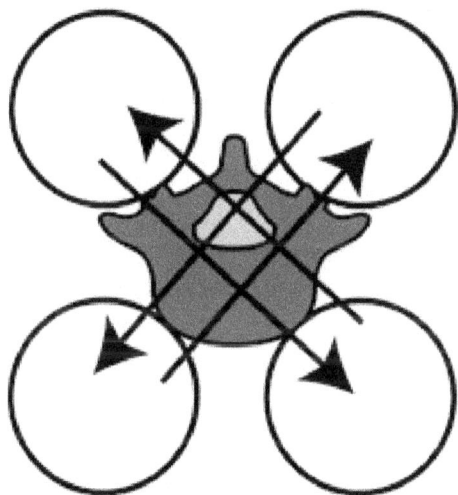

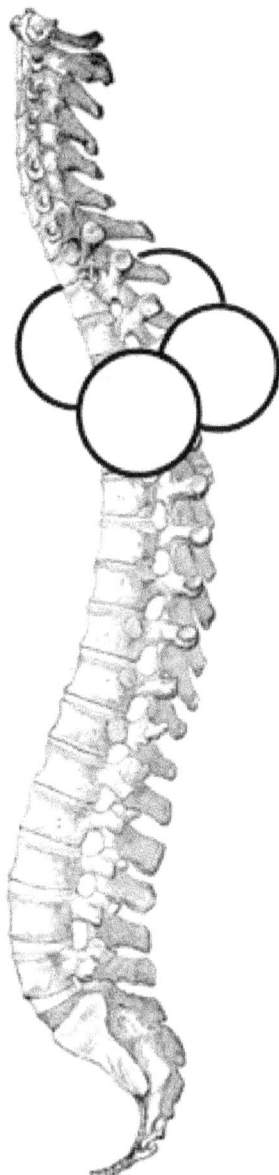

Fig. 9

© Svetlana Smirnova 2015

43

11. El trabajo con el flujo de luz del creador

Utilizamos el flujo de luz del Creador para limpiarnos (a nosotros mismos y a otros) de influencias, informaciones y emociones negativas, después del trabajo y al final de una jornada o una labor agotadora. También se puede dirigir, por ejemplo, sobre un edificio para armonizar el espacio y las personas en su interior. Podemos ponernos a nosotros mismos o a otras personas bajo en flujo de luz del Creador para limpiar el cuerpo físico de influencias y emociones negativas.

Algunas personas se imaginan el rayo de luz del Creador verticalmente, como una lluvia de color dorado, otras como un flujo horizontal en el que uno puede tumbarse tranquilamente. Lo importante es obtener una imagen propia potente. Manifestamos nuestro propósito y determinamos un programa de control. Pronunciamos:

"Yo me sitúo (u otra persona) debajo del flujo de luz del Creador para limpiar y liberar mi (su) cuerpo físico de todas las informaciones y emociones negativas."

Las informaciones y emociones negativas no corresponden a la norma divina. Para la armonización de espacios y las personas que allí se encuentran, situamos la casa, el piso, el despacho o el lugar deseado en el flujo de luz del Creador para restaurar la norma. Podemos hacer lo mismo con animales, plantas u objetos.

Formalizamos nuestro propósito, fijamos un programa de control y decimos:

© Svetlana Smirnova 2015

"Pongo este espacio, en el que me encuentro ahora (o el que visualizo para otros y deseo armonizar) en el flujo de luz del Creador, para liberarlo y liberarme (liberarnos) de todas las informaciones y emociones negativas."

Para finalizar, determinamos en cada caso la fecha y la hora y enviamos todo al infinito.

© Svetlana Smirnova 2015

12. El extrusor

El extrusor ("promotor") fue creado por el Creador para eliminar informaciones negativas y la información de enfermedades. Regula y regenera células del organismo, así como eventos externos en concordancia con la Creación.

El extrusor se compone de dos pantallas que permiten el tránsito del mundo visible al invisible. Estas pantallas tienen forma de arco. Si completáramos la siguiente figura, obtendríamos dos esferas: una inferior y otra superior, que contiene una esfera de materia viva. En medio está el cubo del tiempo.

El extrusor funciona de la siguiente manera: atrapa la célula con la información negativa y la eleva en el sentido del reloj a la esfera con la materia viva. En su camino a la materia viva la célula traspasa las dos pantallas del mundo visible al invisible.

Al pasar por la pantalla inferior se borra la información sobre la enfermedad en la célula. En el espacio, donde se halla el cubo del tiempo, se borra la información del tiempo en esta célula. Al pasar por la pantalla superior se borra la información sobre la naturaleza de la célula. De este modo, la célula llega totalmente "desgastada", anónima y con el ADN afectado a la esfera de la materia viva. Aquí se regenera y se restablece de acuerdo con la norma.

A continuación, es reenviada en el sentido del reloj al órgano del que fue extraída. Al pasar por la pantalla superior, la célula recibe la información sobre el órgano al cual pertenece. En el espacio donde se halla el cubo del tiempo, recibe la información del tiempo. Al pasar por la pantalla inferior recibe la información de salud.

En la práctica ajustamos el extrusor a un órgano o una situación cualquiera. Manifestamos nuestro propósito, determinamos un programa de control y pro-

46

© Svetlana Smirnova 2015

nunciamos:

"Ajusto el extrusor para que elimine la información negativa de mi hígado (u otro órgano o situación)."

Después fijamos hora y fecha (intervalo temporal) y enviamos la información de la norma al infinito. Para que la transformación sea más rápida podemos introducir una célula de plasma caliente o frío en el cubo del tiempo. De este modo, el potencial energético del extrusor se multiplica.

Con este método se puede transmutar cualquier información: gripe, resfriado, procesos infecciosos, etc. Ajustamos el programa de control según el agente patógeno y activamos el extrusor.

Hay una diferencia entre el extrusor para acontecimientos internos, o sea enfermedades, desarmonías personales, etc., y el macro extrusor para acontecimientos externos, como catástrofes, inundaciones y huracanes.

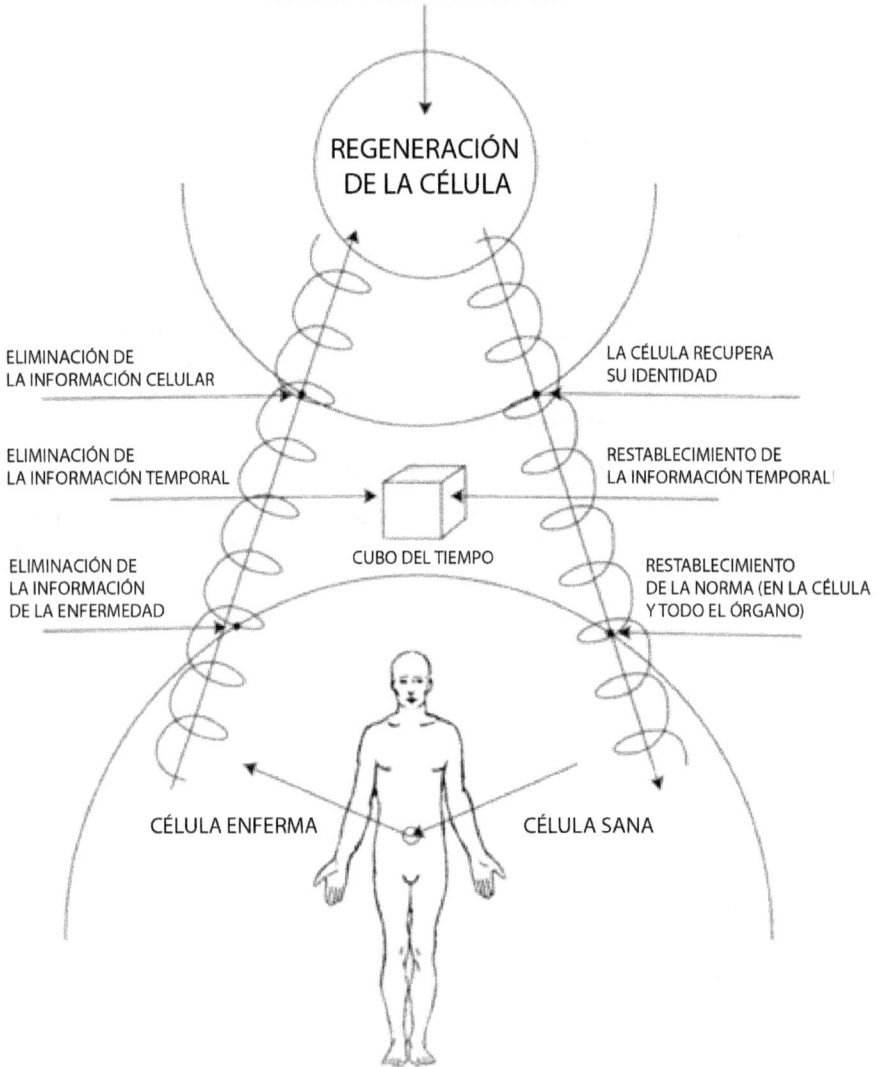

EXTRUSOR

ESFERA CON MATERIA VIVA

REGENERACIÓN
DE LA CÉLULA

ELIMINACIÓN DE
LA INFORMACIÓN CELULAR

LA CÉLULA RECUPERA
SU IDENTIDAD

ELIMINACIÓN DE
LA INFORMACIÓN TEMPORAL

RESTABLECIMIENTO DE
LA INFORMACIÓN TEMPORAL

ELIMINACIÓN DE
LA INFORMACIÓN
DE LA ENFERMEDAD

CUBO DEL TIEMPO

RESTABLECIMIENTO
DE LA NORMA (EN LA CÉLULA
Y TODO EL ÓRGANO)

CÉLULA ENFERMA

CÉLULA SANA

Fig. 10

© Svetlana Smirnova 2015

13. El sistema: cubo – cono – cubo

Nuestra consciencia trabaja muy bien con la aplicación de formas geométricas. Figuras como el cono, la bola, o el cubo.

El trabajo con el agua:

Imagínese un cubo, en el que se encuentra un cono, y en el cono hay otro cubo pequeño. Este sistema "cubo-cono-cubo" se puede introducir en un volumen con agua (el agua es un medio conductor). Mentalmente depuramos el agua de aditivos y substancias perjudiciales, al mismo tiempo la estructuramos y la dejamos de una transparencia cristalina. De este modo, intercambiamos las informaciones del contenido y la estructura del agua. El sistema puede utilizarse para la depuración de cualquier líquido.

Fig. 11

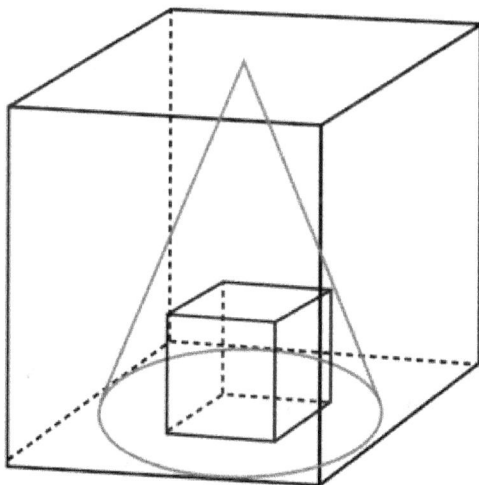

Ejemplos para la depuración del agua:

Introduzca esta estructura geométrica mental durante 24 horas en el circuito del agua. Pronuncie la siguiente fórmula para un programa de control:

"Para depurar el agua de tóxicos, venenos, bacterias y demás aditivos, y para reestructurar el estado molecular del agua tal y como el Creador creó originalmente el agua y la eternidad."

Diga mentalmente o en voz alta:

"Introduzco el sistema cubo-cono-cubo en todas las aguas, en los ríos y lagos (o en el epicentro de una catástrofe con aguas tóxicas, etc.) y le asigno la instantánea sanación, depuración de toxinas, venenos, radionúclidos o compuestos químicos. Y con mi amor, junto al amor del Creador, envío el efecto de esta tecnología a la eternidad y al infinito."

El restablecimiento del nivel celular, de la sangre y de la linfa:

De igual modo podemos depurar la sangre, el sistema hormonal, la linfa y órganos o células aisladas, ya que el organismo se compone de casi un 80 por ciento de agua y las informaciones de una enfermedad se hallan en la solución acuosa de las células. Dentro de estas estructuras podemos formar mentalmente una célula nueva y sana, multiplicarla e introducirla en nosotros mismos o en otras personas. De este modo sustituimos células viejas, incluidas las cancerígenas.

Introduzca mentalmente la célula viva según la norma del creador en la estructura geométrica cubo-cono-cubo. Después introduzca el complejo

© Svetlana Smirnova 2015

entero en la aorta.

Articule la fórmula para un programa de control, al tiempo que se imagina la sangre del color rojo sanguíneo:

"Para depurar instantáneamente la sangre de toxinas, microbios, demás aditivos y substancias perjudiciales y para reestructurar el nivel molecular tal y como lo creó el Creador en su origen."

Visualice cómo la célula de la norma del Creador empieza a multiplicarse, a regenerar la sangre y a rejuvenecernos a nosotros (o a otros).

Diga mentalmente o en voz alta:

"Introduzco el sistema cubo-cono-cubo en los fluidos de todo el organismo, en todos los órganos internos para su instantánea sanación, depuración, regeneración y restablecimiento, tal y como fue creado originalmente por el Creador."

En el trabajo con la sangre o la linfa, complemente a continuación con la serie numérica siguiente: 1843214.
Repítalo varias veces y la célula de la norma del Creador sustituirá todas las células que no correspondan a la norma.

© Svetlana Smirnova 2015

14. Concentración en un color

Rosa   amarillo   verde   rojo   azul   violeta

Cada uno fija el color que vea más destacado.

Nos concentramos intensamente durante cinco minutos en ese color, al tiempo que nombramos nuestro objetivo (de armonización) personal.
Esta concentración restablece la esfera de eventos importantes del futuro.

© Svetlana Smirnova 2015

15. El ozono (O3)

Para Dios, el ser humano es el producto más importante. Incluso una figura humana ya tiene características de ser humano. Grabovoi escribe que, cuando se pone una muñeca con aspecto humano en un espacio al vacío, al cabo de un determinado tiempo se produce oxígeno.

Científicos americanos han llevado a cabo un experimento, han puesto una muñeca con aspecto humano en un espacio al vacío y, al cabo de un rato, se creó oxígeno allí. Los científicos no pudieron explicar este fenómeno.

Sin embargo, esto sucede porque el cuerpo humano tiene la capacidad de producir ozono (modificaciones alotrópicas del oxígeno). En el futuro, cuando el ser humano haya aprendido esta tecnología, podrá vivir de forma autónoma en cualquier atmósfera; incluso sin atmósfera.

La tecnología del trabajo con el ozono:

En el lado interior de la esfera de 5 metros nos imaginamos una pirámide. En su punta hay una esfera en forma de bola. Es la esfera del alma del ser humano. La pirámide es la pirámide del alma del Creador, la luz del Absoluto – la luz del Creador.

La pirámide se abre un poco y de ella sale la luz del Absoluto y limpia la esfera del alma. Vemos cómo se limpia la esfera y empieza a brillar y a llenarse cada vez más de luz.

Una vez se ha llenado la esfera, la pirámide se abre y la esfera se hunde en la pirámide. En este momento se produce el ozono, que se propaga para transformar las informaciones celulares negativas en

© Svetlana Smirnova 2015

53

positivas. Con sus propiedades depuradoras, el ozono mismo restablece las células según la norma del Creador.

Articulamos nuestro propósito, determinamos un programa de control y pronunciamos:

"Veo células enfermas, un tumor.
Elijo la cantidad necesaria de ozono
y atrapo con el ozono
las células enfermas y el tumor."

Las células serán verbalmente consumidas por el ozono, y todo el tejido tumoral empezará a carbonizarse y oscurecerse. Cuando el tejido tumoral se ha oscurecido, volvemos a reforzar la concentración del ozono y lo usamos para transformar estas células en tejido sano.

Esta tecnología es muy efectiva en la oncología.

© Svetlana Smirnova 2015

OZONO

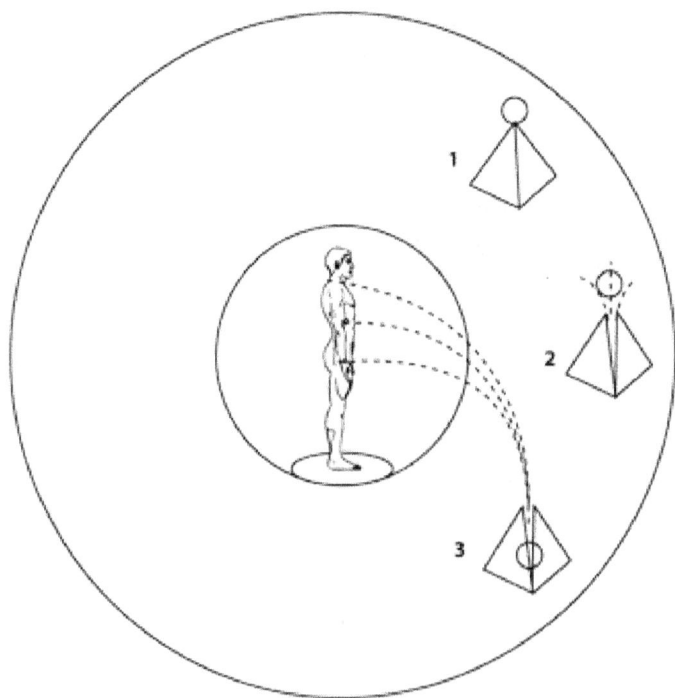

Fig. 12

© Svetlana Smirnova 2015

16. La limpieza energética de espacios

Las energías negativas o consumidas siempre se almacenan en las esquinas de un espacio. Para limpiar energéticamente un espacio determinado procedemos del siguiente modo:

Nos imaginamos una pequeña esfera en cada esquina del espacio.

Luego visualizamos una esfera grande en el centro del espacio.

Mentalmente unimos las esferas pequeñas de las esquinas con la esfera grande del centro.

A continuación, visualizamos que las energías negativas del espacio fluyen de las pequeñas esferas a la esfera central y, desde allí, a una corriente energética hacia arriba al plano del Creador, donde se transforman.

Pronunciamos:

"Saco las energías negativas de este espacio."

© Svetlana Smirnova 2015

17. La regeneración de dientes y muelas

La regeneración de uno o más dientes o muelas no soluciona necesariamente los problemas de una persona. Queda la pregunta principal de hasta qué punto se ha tocado el origen de la enfermedad. La pregunta principal sirve para una mejor comprensión, ya que el diente enfermo suele proteger a la persona de una mayor destrucción del organismo.

Si se regenera un diente o una muela sin comprender las causas de su mal, el problema principal se traslada a un órgano interno y puede ser mucho más claro, aunque las personas no lo capten enseguida conscientemente. Es importante saber que la regeneración de dientes y cabellos es una de las regeneraciones más complicadas. En esta relación, lo más interesante para nosotros son las células madre del organismo. Expresado con mucha sencillez, son células que a través de su multiplicación pueden formar estructuras para cualquier función y cualquier órgano en nuestro sistema interno.

Todos los órganos en el organismo están unidos por unas interrelaciones internas, incluidos los dientes. La medicina (psicosomática) ha demostrado que determinados dientes o muelas están relacionados con determinados órganos. Con la alteración de las relaciones y conexiones internas, también se alteran las externas y al revés. Si por ejemplo una persona es agresiva, esto afecta al hígado y finalmente el diente relacionado empieza a molestar.

La tecnología para la regeneración de los dientes:

El objetivo del trabajo es el restablecimiento de los dientes y las muelas según la norma, mediante el método de regeneración. Iniciamos el proceso de regeneración con las células madre.

Con un impulso construimos el holograma de un diente sano. Para ello entramos con la consciencia en su cromosoma. Irradiamos el cuerpo energético informativo del diente sano, es decir su holograma (fig. 13).

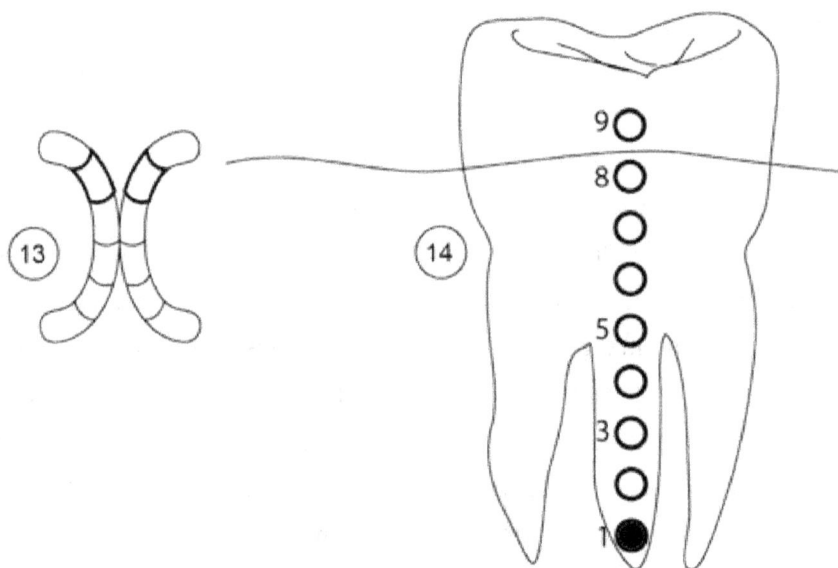

Extraemos la célula madre de la médula ósea y la trasladamos a la raíz del diente o la muela. (fig. 14).

Con la consciencia damos un impulso desde el alma para construir el tronco celular. Para ello elegimos dos células a partir de la célula madre primaria; así tenemos ahora 3 células. A continuación, escogemos dos células más y obtenemos en total 5. Otras 3 células nos dan un total de 8 células ("la sección áurea"). Ahora se ha creado un primer germen.

Posteriormente introducimos el código de "diferenciación". O sea que empezamos la transformación de las células madre idénticas

© Svetlana Smirnova 2015

originalmente en el transcurso de la evolución individual del organismo pero no especializadas, en células especializadas para determinados tejidos y órganos.

Después damos el primer impulso procedente de la célula madre primaria para que se cree la novena célula. Tras la formación de la novena célula empieza la división de las células madre "verdaderas", que producen los tejidos dentales (fig. 15).

Para acelerar la formación de tejidos dentales nos imaginamos más "células madre primarias" o células con materia viva. Las activamos con el impulso de la consciencia.

Mediante la glándula tiroidea reproducimos la conexión de los dientes re stablecidos con los órganos con los que ya tenían relación según la norma del Creador.

Desde la glándula tiroidea hasta los dientes restablecidos, se crean hilos de un blanco plateado. Ampliamos toda la tecnología para la deseada regeneración de todos los demás dientes y muelas, que necesiten regenerar.

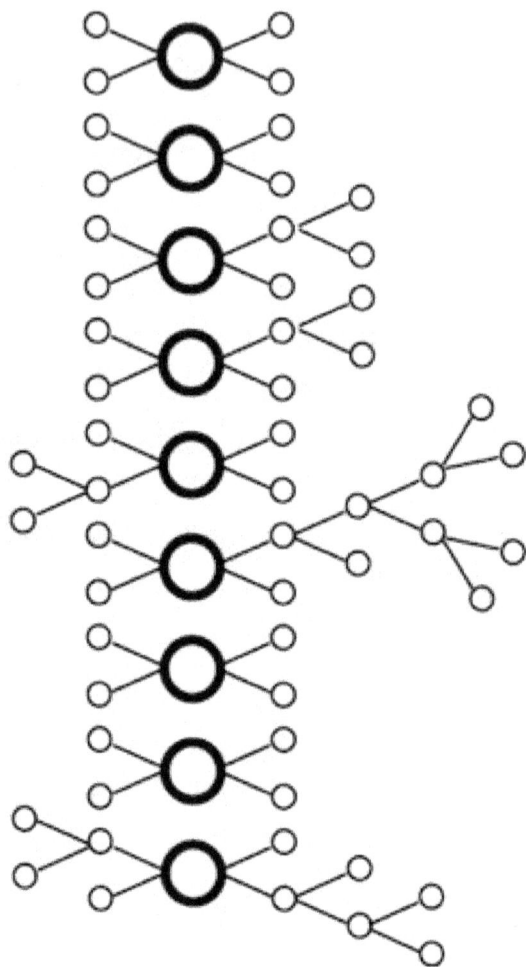

Fig. 15

© Svetlana Smirnova 2015

18. Concentración en un punto

Toda la materia de este mundo está hecha de luz concentrada. Vemos esta luz; está en todas partes, en todo, y nunca se apaga. El aislamiento del fantasma.

Método del proceso:
Posicione un punto (fig.) a unos 2 metros delante de Ud., de modo que pueda enfocarlo bien.

Concéntrese en ese punto hasta que perciba que a su alrededor aparece una fase dinámica del resplandor.

Siga enfocando y procure mantener sus ojos en el punto resplandeciente.

Verá como junto al punto aparecen algunas esferas claras. Estas se empezarán a mover cada vez más rápidamente alrededor del centro resplandeciente.

El punto de la información se ha excitado y a su alrededor se han producido energías que, pasando a través de la consciencia del ser humano, consiguen las propiedades de la psicofísica, así como la capacidad de crear una realidad en otro plano.

En este momento se separa el punto negro de la hoja de papel y en el fondo se percibe la sensación de un espacio abierto, de profundidad. El punto simplemente flota y hasta puede cambiar la propia situación bajo la influencia de un pensamiento.

© Svetlana Smirnova 2015

61

En la siguiente etapa de esta concentración es mejor concentrarse en un punto claro (blanco, amarillo, dorado, plateado, etc.).

El trabajo con puntos claros tiene sus peculiaridades. En la concentración aparece el efecto de los destellos. Primero el objeto aparece, luego vuelve a desaparecer. Alrededor del objeto emerge una corona clara de resplandor. Es decir que el área junto al punto se vuelve más clara que el resto de la hoja. Simplemente brilla.

Esto significa que bajo su mirada la luz se concentra, se densifica y se convierte en una esfera. Pasa al estadio de corpúsculo (al contrario de la onda, mínimas partículas de masa de luz retenida).

De este modo, se muestran los objetos invisibles (átomos, moléculas, etc.). Es el mecanismo de aparición del mundo invisible.

© Svetlana Smirnova 2015

© Svetlana Smirnova 2015

63

19. La regeneración del sistema digestivo

Tomamos la situación de inicio, o mejor la información de inicio de la enfermedad. Por ejemplo, le damos la forma de un cilindro. La base del cilindro se encuentra sobre una hoja horizontal y tiene un diámetro de 2 cm. El cilindro mide 2 cm de altura.

La información de la forma ideal, el evento futuro (el tracto intestinal está restablecido, no hay cáncer, no hay tumores) lleva una esfera. Esta esfera se halla geométricamente en el plano y espacio opuesto a la hoja. Esto significa que la hoja es la simetría. Por un lado, la esfera tiene un diámetro de 2 cm, por el otro, el cilindro también.

Llevamos todas las informaciones negativas del sistema digestivo al cilindro. Después desplazamos la hoja con el cilindro aumentado (con radio de 2 cm) a un cubo blanco plateado, más allá de la esfera de 5 metros. Luego trasladamos la esfera con la norma del Creador al sistema digestivo (o al 3er chacra). Irradiamos todo.

La esfera se pone en movimiento y empieza a girar en sentido del reloj. Establecemos la hora y la fecha, y lo enviamos al infinito.

© Svetlana Smirnova 2015

20. "La estructura de purificación del alma"
(de la conferencia de Grigori Grabovoi del 3 de marzo 2004)

"Se puede conseguir que el alma sea cristalina. Cuando una persona así aparece en el epicentro de una explosión nuclear, toda la información de la explosión se transforma como si ya no hubiera explosión. Esto es lo que puede generar un alma cristalina. Por ello, todas las tecnologías que comentamos guían a la persona a que su alma se vuelva cristalina. Cada una de las estructuras que se introducen en el alma se trasladan desde el mundo interior a uno exterior".

En su conferencia "Sobre el amor de Dios", Grigori Grabovoi da a conocer la tecnología para construir el cuerpo físico eterno.

Cuando toda la estructura del alma haya sido trasladada del mundo no visible al visible, en ese momento el ser humano será eterno. Las tecnologías que construyen el cuerpo físico son tecnologías de salvación. En el cuerpo tenemos un punto que es al mismo tiempo el punto de Dios. Es la única célula que no tolera una transformación y lleva en sí las funciones del principio divino. Esta célula se encuentra debajo del omóplato izquierdo.

Intente percibir esta célula, sentirla, verla. A través de esta célula fluye hacia el ser humano la corriente del amor divino, que también estructura todo el cuerpo físico. Imagínese cómo Ud. atrae esta corriente hacia su interior. Al imaginárselo así, realmente Ud. conduce la corriente a través de esta célula hacia el interior de su ser. Perciba la plenitud que le produce esta corriente de amor y de amor divino.

© Svetlana Smirnova 2015

65

EL TRABAJO CON
EL SISTEMA DIGESIVO

ESFERA 5 M

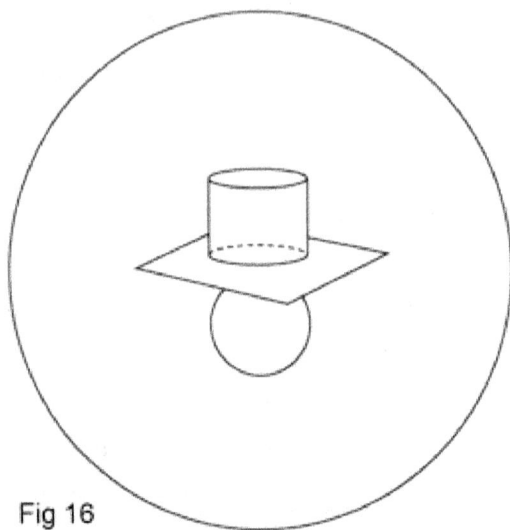

Fig 16

ESFERA 5 M

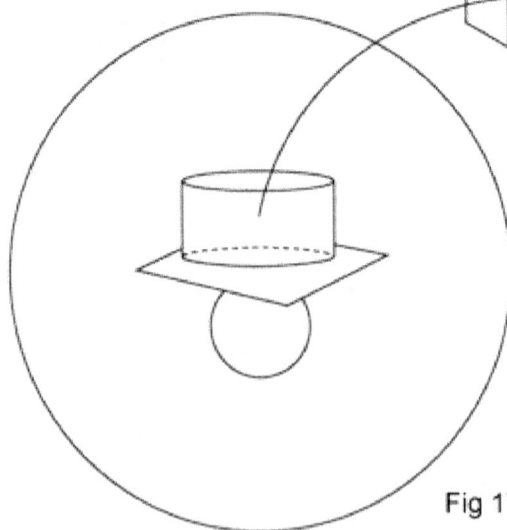

Fig 17

© Svetlana Smirnova 2015

El punto por el que nuestro amor fluye al mundo exterior se halla bajo el pecho. Todo lo que está detrás de nosotros es nuestro mundo interno, porque la apariencia del alma es la espalda.

En el mundo interno no visible densificamos primero el amor y después lo dejamos salir al mundo que nos rodea. Esto significa que damos el amor a todas las personas y al mundo que nos rodea, ya que el mundo nos da este amor continuamente.

Durante un tiempo determinado percibirá que el amor empieza a fluir desde Ud. hacia el mundo que la rodea. Cuando el espacio del amor que hay en Ud. se llena, y se llena continuamente con el amor del Creador, Ud. empezará a dar este amor a los seres humanos y sentirá como fluye de Ud. Y justo porque se crea este estado de felicidad, es posible percibir en estos momentos el amor de respuesta del ser humano, como también el amor de respuesta del mundo.

Mientras reúne la corriente y la atrae hacia Ud., sienta en este punto cómo se produce la plenitud. Porque es eterna, esa célula que se encuentra en nuestra espalda no se puede transformar. Si atrae hacia Ud. la corriente del amor, procure conectar este flujo con las células adyacentes, que rodean a esta célula con el mismo amor con que Ud. la percibe.

Expanda el amor que siente hacia Dios en sus propias células. Ésta es la célula de Dios. Transmita este amor a todas las células que se hallan junto a esta célula y, cuando empiece a sentir que su amor se afianza en estas células, conecte la célula divina con sus propias células.

Enseguida después de haberlas unido, pase el impulso a todas las células de su cuerpo y, ¡perciba qué ve y siente Ud. en ese momento!

Svetlana Smirnova y Sergey Jelezky

© Svetlana Smirnova 2015

El Centro-SVET de tecnologías espirituales

Objetivo y labor del centro es difundir las enseñanzas de Grigori Grabovoi sobre la salvación y el desarrollo armónico eterno de todas las personas.

SVET difunde conocimiento sobre el alma, el espíritu y la consciencia.

Con base en las enseñanzas de la "salvación general" se transmiten tecnologías para la reunificación de los seres humanos con el Creador, más allá de todas las estructuras.

Se divulgan tecnologías espirituales para comprender cómo está construido el cuerpo físico. En principio, cualquier persona puede aprender así las tecnologías mostradas y transmitirlas a otras personas.

El centro ofrece formación y restauración de la salud mediante este conocimiento.

SVET enseña a ver los patrones de los eventos que nos rodean y a que cada uno pueda restablecer su salud. Desde nuestra perspectiva no hay enfermedades incurables.

© Svetlana Smirnova 2015

Svetlana Smirnova

La neuróloga y homeópata Svetlana Smirnova, nacida en Omsk (Siberia), se licenció en la Escuela Técnica Superior de Medicina pública y trabajó después diez años como médico en el departamento de neurología de la clínica estatal de Omsk. Desde 1995 vive en Hamburgo, donde ha creado el Centro-SVET de tecnologías espirituales junto a Sergey Jelezky. Transmite su conocimiento en seminarios y talleres en Hamburgo y Europa a personas interesadas de todas las procedencias sociales.

Sergey Jelezky

El diseñador y pintor Sergey Jelezky estudió en la Escuela Técnica Superior pública de Omsk, trabajando después en su propio estudio en la misma ciudad y, más adelante,

en Hamburgo. Junto a Svetlana Smirnova estudió en diferentes centros: "Fond A. N. Petrov" (escuela de clarividentes), "Geovoyager" (estructuración de la consciencia), El Centro de Tecnologías Espirituales "Die Hoffnung" (La Esperanza) de N. A. Koroleva y W. A. Korolev*, El centro de Tecnologías Espirituales "Arigor" de I. W. Arepjev* (*Moscú).

© Svetlana Smirnova 2015

NOTICIA

www.ingramcontent.com/pod-product-compliance
Lightning Source LLC
Chambersburg PA
CBHW052106270326
41931CB00012B/2902